I0787450

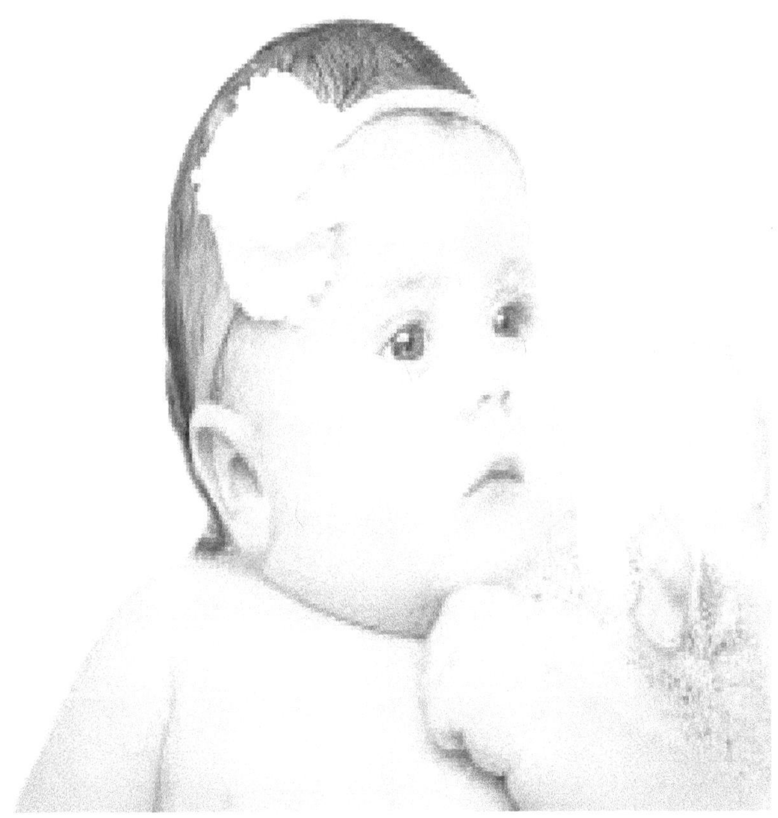

Tableau des Matières

No table of contents entries found.

5 méthodes pour vaincre l'obésité chez les bébés

Note : Ce livre électronique est optimisé pour être visualisé sur un écran d'ordinateur, mais il est organisé de manière à ce que vous puissiez également l'imprimer et l'assembler comme un livre. Comme le texte est optimisé pour la visualisation à l'écran, les caractères sont plus gros que ceux des livres imprimés habituels.

Clause de non-responsabilité

Ce rapport a été rédigé pour vous fournir des informations qui vous aideront à perdre de la graisse de bébé. Tous les efforts ont été faits pour rendre ce rapport aussi complet et précis que possible. Toutefois, il peut y avoir des erreurs dans la typographie ou le contenu. En outre, ce rapport ne contient des informations sur la perte rapide de graisse pour bébés que jusqu'à la date de publication. Ce rapport doit donc être utilisé comme un guide - et non comme la source finale d'une perte rapide de graisse chez les bébés.

Le but de ce rapport est l'éducation. L'auteur et l'éditeur ne garantissent pas que les informations contenues dans ce rapport sont complètes et ne peuvent être tenus pour responsables d'éventuelles erreurs ou omissions. L'auteur et l'éditeur n'ont aucune responsabilité envers toute personne ou entité pour toute perte ou dommage causé ou prétendument causé directement ou indirectement par ce rapport.

Les décès maternels se produisent encore de nos jours.

Beaucoup de gens ont du mal à comprendre comment, dans les installations hospitalières modernes et les connaissances médicales avancées, les décès maternels se produisent encore exactement comme cela. De plus en plus de femmes meurent à cause de ce que les experts estiment être en partie responsables, à savoir l'augmentation de l'obésité maternelle et des césariennes.

Bien que le risque de décès lors de l'accouchement soit très faible, de plus en plus de femmes meurent à cause de ce que les experts estiment être en partie responsables, de l'obésité maternelle croissante et de l'augmentation des césariennes.

Ayant atteint son taux de mortalité maternelle le plus élevé depuis des décennies aux États-Unis, elle est responsable de 13 décès sur 100 000 naissances vivantes en 2004, selon les statistiques publiées par le Centre national des statistiques de santé. Bien que les décès infantiles soient beaucoup plus fréquents, avec un taux de mortalité infantile de 679 pour 100 000 naissances vivantes en 2004, les décès à la naissance restent assez rares aux États-Unis.

Les décès en couches étaient une tragédie beaucoup plus courante il y a 90 ans, où près d'une naissance vivante sur 100 entraînait la mort d'une mère. Cependant, beaucoup de gens ont du mal à comprendre comment, en cette ère d'installations hospitalières de haute technologie et de progrès médicaux avancés, les décès maternels continuent de se produire exactement comme cela.

L'augmentation du taux de césariennes de 29 % de toutes les naissances a été liée à l'anesthésie, à l'infection et aux caillots sanguins. L'une des principales causes de décès liées à la grossesse est un saignement excessif, suivi d'une obstruction des vaisseaux sanguins et d'infections. Les femmes ayant déjà subi plusieurs césariennes sont particulièrement exposées. L'obésité peut également être un facteur, selon les experts médicaux, car les femmes plus lourdes sont plus sujettes au diabète et à d'autres complications. Le fait d'avoir un excès de tissus et des bébés plus grands peut rendre un accouchement par voie vaginale plus problématique, ce qui peut entraîner un plus grand nombre de césariennes.

Un autre facteur de risque de décès lié à la grossesse est l'âge des mères. Les femmes sont plus nombreuses à accoucher dans la trentaine et la quarantaine lorsque le risque de complications est plus élevé.

Le taux de mortalité maternelle présente les caractéristiques suivantes :

- La race :

Des études ont montré que le taux de mortalité maternelle chez les femmes noires est au moins trois fois plus élevé que celui des femmes blanches. Les femmes noires sont plus susceptibles de souffrir de complications telles que l'hypertension artérielle et sont plus susceptibles de recevoir des soins prénataux inadéquats.

- Qualité des soins :

Trois études différentes indiquent qu'au moins 40 % des décès maternels auraient pu être évités.

Il y a des cas où il n'y a pas d'explication claire pour la mort d'une femme, comme celui de Valérie Scythes, une enseignante de 35 ans, qui est morte après une césarienne dans un hôpital du New Jersey, l'État connu pour son taux plus élevé de césariennes. Deux semaines plus tard, une autre enseignante de la même école est décédée dans le même hôpital après une césarienne. Alors que Scythes est morte d'un vaisseau sanguin bloqué, l'autre femme est morte d'une hémorragie. Le lien entre les deux décès n'a pas été établi.

Un autre cas mystérieux de décès maternel est celui d'Elizabeth Davis, 37 ans, qui est morte d'une crise cardiaque après une perte de sang massive un jour après un accouchement vaginal dans un hôpital de Danville, en Virginie, en septembre 2000. La cause de l'hémorragie

massive n'était manifestement pas connue et Tim, le mari, regrette son incapacité à pratiquer une autopsie. Il ne pouvait pas croire que quelque chose pouvait clocher pendant la grossesse, car sa femme était comme un tableau de santé, ayant bien réussi deux naissances précédentes. Un procès contre l'hôpital aboutit à un règlement, tandis qu'Ethan, l'enfant né ce jour-là, est un enfant heureux de seconde zone qui n'a tout simplement jamais eu de mère.

1. Allaitement maternel

De nombreuses femmes qui ont récemment accouché sont toujours intéressées à essayer de perdre un peu du poids supplémentaire qui accompagne traditionnellement le fait d'avoir un bébé. Ce dont beaucoup de ces femmes ne se rendent pas pleinement compte, c'est que l'allaitement peut non seulement contribuer à fournir au bébé les vitamines et les nutriments essentiels, mais aussi l'aider à perdre du poids.

Par exemple, la mère utilisera en moyenne entre 500 et 800 calories par jour pour produire du lait pour son bébé. Non seulement le bébé recevra la santé et la nutrition dont il a besoin, mais cela peut aussi permettre à une femme de perdre la graisse de son bébé beaucoup plus rapidement.

Comme vous pouvez probablement déjà l'imaginer, il est beaucoup plus facile de dire qu'aller au gymnase et réduire la quantité de nourriture dont on a besoin est le moyen le plus facile de perdre du poids. Cela dit, ce n'est pas vraiment une option pratique pour de nombreuses nouvelles mères. La naissance d'un bébé comporte de nombreuses responsabilités qui exigent beaucoup de concentration et d'efforts.

Il n'y a certainement rien de mal à essayer de manger des aliments sains et à faire régulièrement de l'exercice. Cependant, le fait est que l'allaitement peut réellement augmenter l'effort des nouvelles mères pour perdre du poids. N'oubliez pas, comme nous l'avons déjà mentionné, qu'entre 500 calories sur 800 calories par jour sont souvent consommées dans le processus d'augmentation du lait qui sera donné au bébé.

De nombreuses nouvelles mères essaient d'interagir avec d'autres nouvelles mères qui sont confrontées à des défis similaires. L'un de ces défis est de perdre une partie du poids supplémentaire qui est pris suite à la grossesse. Les femmes trouvent souvent qu'il est beaucoup plus facile de perdre du poids lorsqu'elles sont capables de communiquer avec leurs pairs et leurs angoisses avec d'autres femmes et de se soutenir mutuellement tout au long du processus de perte des kilos supplémentaires qui sont pris pendant la grossesse.

À cet égard, l'allaitement maternel est un outil formidable car il ne nécessite pas vraiment d'efforts supplémentaires. C'est juste quelque chose qui se produit naturellement.

Outre l'allaitement maternel, les promenades et les efforts pour manger des aliments pauvres en graisses peuvent vraiment commencer à faire la différence. Comme toujours, en cas de doute, parlez à votre médecin pour vous assurer que vous faites ce qui est le mieux pour votre santé, ainsi que pour celle de votre nouveau bébé.

2. Boire beaucoup d'eau

Boire trop d'eau est une autre chose qui peut aider considérablement une nouvelle mère à perdre du poids. Comment cela est-il possible ? Et pour être réaliste, combien de poids peut-on réellement perdre avec cette méthode ? Examinons cette question.

La première chose à comprendre est que l'eau n'a pas de calories. Il ne s'agit pas d'une eau spéciale que vous pouvez acheter dans une épicerie et qui contient du sucre ou d'autres additifs contenant des calories. L'eau dont nous parlons est l'eau de base qui peut venir directement du robinet.

Vous vous demandez peut-être pourquoi il est important que l'eau soit sans calorie. Quand on s'arrête et qu'on y réfléchit, on a tous besoin de boire quelque chose. Pourquoi boire une boisson qui contient des calories si votre objectif est de perdre la graisse de votre bébé ? La plupart des études médicales ont fortement suggéré que l'écrasante majorité des gens obtiendraient toute l'humidité dont ils ont besoin de l'eau. Vous n'avez pas besoin de boire des boissons gazeuses sucrées pour vous hydrater.

Cela soulève la question de savoir si le soda alimentaire est une alternative appropriée à l'eau. Après tout, la quantité de calories contenues dans un soda alimentaire peut être extrêmement faible. Ce qu'il faut retenir, c'est que de nombreux scientifiques ont conclu que votre corps est plus performant et moins susceptible de développer des problèmes liés au surpoids lorsqu'il boit de l'eau. En outre, il existe de nombreux édulcorants artificiels qui sont utilisés dans divers types de boissons non alcoolisées. Cela peut avoir un impact négatif sur votre bébé, à supposer que vous l'allaitiez.

Il ne suffit pas de boire de l'eau potable. Vous devez également vous assurer que vous avez le type de mode de vie qui vous aidera à perdre du poids et à vous tenir éloigné. Étant donné que vous êtes une mère relativement jeune, il n'est peut-être pas vraiment pratique de passer beaucoup de temps à la salle de sport ou de suivre un régime alimentaire très détaillé. Cependant, il est vraiment utile de pouvoir faire un peu d'exercice chaque jour. Cela peut avoir un impact considérable sur votre capacité à perdre du poids, tout comme le fait de boire beaucoup d'eau et de manger des portions raisonnables.

En fin de compte, les femmes qui souhaitent perdre du poids après l'accouchement doivent adopter une approche multidimensionnelle pour résoudre le problème. Il s'agira notamment de boire beaucoup

d'eau, de faire un peu d'exercice et de bien manger. Toutes ces mesures donneront des résultats remarquables.

3. Mangez Bien

Ensuite, de nombreuses femmes qui souhaitent perdre la graisse de leur bébé après l'accouchement commettent parfois l'erreur classique de réduire la quantité de nourriture qu'elles consomment de manière malsaine. En d'autres termes, il peut être contre-productif de manger beaucoup moins de nourriture si vous souhaitez vraiment perdre du poids.

La raison pour laquelle cela peut être si problématique est que votre corps détectera automatiquement qu'une quantité anormalement faible de calories est consommée. Il en résulte généralement une situation où votre métabolisme ralentit. En fait, votre corps devient beaucoup plus efficace pour traiter les calories qu'il consomme et limite la quantité de calories qui sont brûlées tout au long de la journée.

Cela signifie essentiellement pour une nouvelle mère qu'elle ne connaîtra pas le type de perte de poids qu'elle attend. En réduisant la quantité de nourriture qu'elle consomme en trop grande quantité, une femme qui vient d'accoucher risque non seulement d'affecter la santé de son bébé - en supposant qu'elle l'allaite - mais aussi de provoquer une situation où son corps ne perdra pas autant de poids qu'elle le pense.

D'autres inconvénients liés à la limitation de la quantité de calories que vous consommez sont la fatigue, la grincheuse et le manque d'énergie pour faire les choses. Cela inclut également le fait de ne pas avoir suffisamment d'énergie pour participer à des quantités raisonnables d'exercices qui, de l'avis de tous les experts de la santé, sont très bénéfiques pour la perte de poids.

La vraie solution dans une telle situation est de s'assurer que l'on mange bien. Il ne s'agit pas de suggérer que vous devriez manger beaucoup de malbouffe ou vous maltraiter en consommant de grandes quantités de nourriture qui n'a vraiment rien à voir avec le fait de s'assurer que vous consommiez suffisamment de calories, de vitamines, de minéraux. L'idée est plutôt de faire le plein de calories, mais pas de calories en excès.

Enfin, assurez-vous de faire régulièrement de l'exercice. Cela peut être aussi simple qu'une randonnée. Ce que peu de nouvelles mères réalisent, c'est que l'allaitement d'un bébé peut également aider à brûler jusqu'à 800 calories par jour. Mangez bien, faites de l'exercice et pensez à allaiter votre bébé. Tous ces éléments vous aideront à perdre une grande partie du poids supplémentaire que vous avez accumulé après la naissance.

4. Faire du Yoga chaud après la grossesse

Je peux voir les sourcils levés ! Cependant, saviez-vous que faire du yoga chaud après la grossesse peut non seulement aider à améliorer votre vision psychologique, mais peut aussi avoir de nombreux effets positifs sur la santé physique ? Parmi ces bienfaits pour la santé qui sont de nature physique, citons la combustion des graisses et la perte de poids.

Comme vous le savez peut-être ou non, le yoga bikram - également appelé yoga chaud - est un type de yoga qui se pratique généralement dans un environnement très chaud. Plus fondamentalement, lorsque nous parlons de yoga, nous parlons d'une série de mouvements qui aident le corps à développer un calme intérieur qui peut être vraiment utile pour la perspective mentale, tout en aidant à développer sa force et sa flexibilité.

Lorsque vous combinez ces exercices avec un environnement incroyablement chaud - généralement autour de 95° - vous avez une situation où de nombreuses calories peuvent être brûlées en un temps relativement court. Cela dit, il est également important de comprendre que vous devrez vous concentrer sur d'autres choses qui vous aideront à perdre la graisse de votre bébé. N'essayez jamais de vous laisser

mourir de faim. Votre corps le détectera et sera moins susceptible de perdre des calories. En fait, passez en mode avare.

Vous voulez également vous assurer que vous faites des exercices cardiovasculaires raisonnables. S'il est certainement vrai que le yoga chaud augmentera votre rythme cardiaque, il ne remplace pas vraiment la marche fréquente qui permettra à votre cœur de faire un bon exercice tout en brûlant beaucoup de calories excédentaires.

N'oubliez pas que vous devez vraiment travailler sur votre posture pour améliorer votre image corporelle après la grossesse. Le yoga bikram est un moyen phénoménal d'améliorer non seulement votre posture et votre image corporelle, mais il vous aidera aussi à réduire l'anxiété et le stress que vous pouvez ressentir dans votre vie. La naissance d'un bébé, bien que certainement, une expérience joyeuse, peut également créer beaucoup d'anxiété et de stress. Vous vous devez de consacrer un peu de temps à votre santé et à votre bien-être.

Si vous n'êtes pas sûr d'être en assez bonne santé pour pratiquer une activité de Yoga, n'hésitez pas à en parler à votre médecin. Cela ne prend qu'un instant, mais cela permet de s'assurer que vous ne faites rien qui puisse vous nuire.

5. Détendez-vous.

Enfin, trop de femmes veulent essayer de perdre le poids supplémentaire qu'elles ont accumulé pendant leur grossesse pratiquement du jour au lendemain. S'il est certainement compréhensible qu'une femme veuille ressembler à ce qu'elle était avant le début de sa grossesse - il est important d'avoir une perspective réaliste sur ce processus. Après tout, il faut environ 9 mois pour prendre le poids associé à une grossesse. Pensez-vous vraiment qu'il est logique de supposer que la plus grande partie de la graisse du bébé peut être perdue en neuf jours ou moins ? Bien sûr que non !

Essayez de vous détendre vraiment et voyez ce processus comme quelque chose qui prendra au moins deux mois. La raison pour laquelle vous voulez essayer de voir cela comme un projet à long terme est en grande partie parce que les femmes qui essaient de perdre du poids rapidement se sentent souvent frustrées et perturbées par leur manque apparent de progrès. Il ne s'agit même pas de ne pas progresser - c'est généralement le cas. Mais les progrès ne sont pas assez rapides pour répondre aux attentes irréalistes qu'ils ont eux-mêmes placées. Et n'oublions pas qu'ils le font aussi en s'occupant d'un nouveau-né.

L'une des choses les plus faciles à faire est de se fixer des objectifs très simples et réalistes. Si vous ne vous fixez pas d'objectifs, il sera trop facile de se contenter de tirer des conclusions et de supposer que vous ne faites pas vraiment de progrès et que vous vous sentez plus anxieux et frustré par tout le processus de perte de poids après la naissance. De nombreux experts médicaux indiquent qu'il est raisonnable pour la plupart des femmes de perdre environ deux livres tous les sept jours.

Lorsque vous faites le calcul, cela se traduit par une perte d'environ 16 livres en deux mois. Même si ce n'est peut-être pas le poids que vous aimez perdre, vous vous donnez une référence réaliste. S'il vous arrive de perdre plus de poids que cela, très bien. Cela doit signifier que la graisse du bébé est en train de fondre! Mais essayez de ne pas vous stresser pendant le processus.

 Ce que beaucoup de femmes ne réalisent pas, c'est qu'elles peuvent être victimes de ce qu'on appelle l'alimentation émotionnelle si elles se sentent stressées par le processus de perte de poids. Aucune femme ne veut se retrouver dans une situation où elle se sent si stressée et anxieuse qu'elle fait précisément ce qui va saboter ses efforts: manger des quantités excessives de nourriture.

Donc, à l'approche de ce processus, essayez de vous détendre et de réaliser qu'il faudra un certain temps pour perdre cette graisse de bébé.

Comment remplacer les graisses dans votre alimentation quotidienne.

La graisse est un nutriment qui contribue au problème croissant de l'obésité dans le monde d'aujourd'hui. Il est stocké dans les cellules adipeuses du corps. Le nombre de cellules adipeuses est estimé à environ 50 milliards pour une personne moyenne. Il peut atteindre 100 milliards pour les personnes obèses.

La graisse est un nutriment qui contribue au problème croissant de l'obésité dans le monde d'aujourd'hui. Il est stocké dans les cellules adipeuses du corps. Le nombre de cellules adipeuses est estimé à environ 50 milliards pour une personne moyenne. Il peut atteindre 100 milliards pour les personnes obèses.

Les cellules graisseuses sont comme des réservoirs de stockage d'énergie à utiliser pour un usage ultérieur. Il a été démontré que les personnes obèses qui mangent trop peuvent stimuler les cellules adipeuses du bébé à germer pour augmenter le nombre de cellules adipeuses dont elles disposent.

Les graisses se trouvent dans les aliments tels que le beurre, la margarine, les huiles, les graisses, les gouttes, les noix et les graines oléagineuses. Les recherches indiquent que les bonnes graisses telles que les huiles de poisson, en particulier les poissons d'eau profonde, l'huile d'olive, l'huile de canola, les avocats et les fruits secs contiennent des acides gras importants qui, s'ils sont consommés par des personnes de 65 ans, réduisent en outre de 44 % le risque d'une crise cardiaque mortelle.

Les autres noms des matières grasses sont... Lard, graisse animale, huile de coco, huile de palme, huile végétale, graisse de beurre, solides de lait entier, coprah, suif, pépites de chocolat, margarine, beurre de cacao.

Examinons maintenant les différents types de graisse. Il y a trois types de graisses à trouver dans l'alimentation.

Les graisses saturées - que l'on trouve principalement dans les produits animaux - sont les plus nocives et sont liées à l'accumulation de cholestérol dans les artères. Des recherches ont indiqué que les graisses saturées dans l'alimentation peuvent augmenter les niveaux

de cholestérol LDL dans le sang, qui est un cholestérol indésirable et doit être évité. Les aliments suivants contiennent ce type de graisse :

- La viande :

- Produits laitiers

- Œufs

- Gâteaux, biscuits et pâtisseries

Graisses mono insaturées

- les graisses monoinsaturées contribuent à réduire le taux de cholestérol sanguin et le taux de LDL.

Les aliments suivants contiennent ce type de graisse :

- Huile d'olive

- Huile de canola

- Huile d'arachide

Graisses poly insaturées

- les graisses polyinsaturées en petites quantités peuvent aider à réduire le cholestérol total.

Les huiles végétales et l'huile de palme sont des exemples de graisses polyinsaturées.

Comme mentionnée précédemment, la consommation de graisses est la principale responsable de la présence de graisses dans le corps humain, principalement parce que les graisses sont riches en calories. J'ai recommandé aux gens de manger moins de 20 % de leurs calories totales sous forme de graisses.

Nous savons également qu'une consommation excessive de graisses entraîne des problèmes de santé et une prise de poids, mais nous avons besoin de certaines graisses saines dans notre alimentation. Les graisses sont une source de vitamines A, D et E solubles.

Les graisses assurent la production d'hormones, la santé de la peau, la protection des organes vitaux et l'isolement. Cependant, un excès de graisse dans l'alimentation peut augmenter le risque de plusieurs maladies liées au mode de vie qui sont courantes dans le monde occidental.

Alors, s'il vous plaît...

Limitez les graisses saturées dans votre alimentation - qui comprend le beurre, la crème, les produits laitiers gras, les viandes grasses, les gâteaux, les pâtisseries et les aliments frits.

Choisissez autant que possible des viandes maigres et coupez la graisse et la peau visibles avant la cuisson.

Choisir des produits laitiers à faible teneur en matière grasse chaque fois que cela est possible

Être conscient des graisses cachées dans les aliments transformés et les aliments riches en sel

Choisissez des matières grasses liquides plutôt que des matières grasses solides, par exemple des olives et de l'huile de canola plutôt que du beurre.

Intégrez des quantités de graisses insaturées ou "bonnes" dans votre alimentation. Les sources comprennent le poisson, l'huile d'olive et l'huile de canola, les noix et les avocats.

Essayez également de consommer quotidiennement de bons acides gras oméga-3 - les poissons gras comme le saumon, le thon et les sardines sont de bonnes sources et essayez de manger trois repas de poisson par semaine si vous le pouvez.

Vous trouverez ci-dessous une liste de substituts de graisse que vous pouvez appliquer à votre alimentation quotidienne, que ce soit au travail, à la maison ou au restaurant.

En conclusion, pour vaincre l'obésité chez les bébés, voilà ce qu'on doit retenir :

Un enfant obèse ou en surpoids est un enfant qui doit être pris en considération comme ayant une maladie momentanée. Les problèmes de poids sont dangereux pour la santé et le bien-être de l'enfant, mais ils nuisent également à sa vie sociale, à sa confiance en soi et à l'image positive qu'il a de lui-même. Lorsque vous décidez de lutter contre l'excès de poids chez l'enfant, vous devez réfléchir à un plan et à des tactiques que vous utiliserez certainement pour combattre cette maladie.

Les trois principaux secrets pour maigrir et suivre un régime alimentaire efficace sont l'exercice régulier ...

Un jeune en surpoids ou obèse est un jeune qui doit être considéré comme ayant un problème à court terme. Un excès de poids est dangereux pour le bien-être de l'enfant et influence également sa vie sociale, son estime de soi et sa confiance en soi. Lorsque vous décidez de lutter contre le surpoids dans l'enfance, vous devez réfléchir à un plan et à des tactiques que vous utiliserez pour combattre cette maladie.

Les trois principales clés de l'amaigrissement et d'une stratégie de consommation réussie sont la pratique régulière et programmée d'exercices physiques. L'exercice incitera l'enfant à s'améliorer, et il est également prévu que l'enfant se concentre sur la tâche au lieu de manger ou de ressentir des douleurs diététiques.

La prochaine astuce pour éliminer l'obésité infantile est évidemment un régime alimentaire. L'élaboration d'un régime alimentaire doit se faire en accord avec un expert en nutrition qui dispose de tous les appareils et détails concernant votre enfant et ses besoins. En élaborant une stratégie réaliste qui prend beaucoup de temps, vous vous adapterez progressivement à de tout nouveaux comportements

de consommation, en révélant à votre enfant qu'il existe différentes sortes d'aliments et en le sensibilisant aux choses qu'il consomme et à leurs conséquences sur son poids et son corps. Il est vraiment crucial de familiariser votre enfant avec l'impact des différents aliments, car cela permet de reconnaître clairement la relation de cause à effet avec l'enfant.

Le dernier élément essentiel pour vaincre l'obésité infantile est aussi vital et aussi naturel que les deux premiers, c'est de transformer lentement et considérablement les pratiques de l'enfant, ainsi qu'occasionnellement de toute la famille, les tout nouveaux comportements pouvant être traités en premier lieu comme des règles, ne négligez pas de préciser pourquoi il est mauvais de consommer des bonbons, et plus encore, assurez-vous que votre enfant reconnaît que de temps en temps il est autorisé à faire une exception et à manger un bonbon, ne lui enlevez pas et ne bloquez pas totalement le bonbon de sa vie, car cela a généralement l'effet inverse sur les jeunes.

L'adaptation du comportement est nécessaire et, si elle a un impact sur toutes les autres questions abordées ici, vous devez essayer d'élaborer quelques lignes directrices au début. Si vous pouvez organiser une réunion de ménage et élaborer ces lignes directrices, cela sera certainement utile pour tout le monde, en donnant aux jeunes la sensation qu'ils élaborent ces règles, vous devez inciter vos enfants à élaborer des politiques et à les suivre, lorsque vous commencez, vous pouvez également vous joindre à leurs tâches pour leur révéler qu'ils ne sont pas seuls, et aussi de temps en temps vous pouvez leur expliquer combien il est important de respecter les règlements ainsi que les avantages qui les attendent au bout du chemin.

Une technique que j'ai lue il y a quelque temps fait appel à l'imagination ainsi qu'à la croyance favorable pour encourager les enfants en surpoids à suivre un régime alimentaire et un programme d'activité physique. Les mères et les pères ont un entretien

hebdomadaire avec le jeune et revoient tous les événements de la semaine passée, aussi bien excellents que mauvais, en essayant de discuter de ce qui s'est passé et pourquoi, sans oublier d'applaudir le jeune pour sa réussite. Une fois les occasions examinées et les points clarifiés, les mamans et les papas, ainsi que le jeune, ferment les yeux et imaginent également ce qu'il sera dans quelques mois, avec une plus grande réduction de poids, un bien meilleur problème physique et aussi une routine quotidienne, ils discutent de tous les avantages de la perte de poids, tels que de meilleurs vêtements, une meilleure sensation, encore plus d'énergie, l'adoration sociale, etc.

.

Merci

www.ingramcontent.com/pod-product-compliance
Lightning Source LLC
Chambersburg PA
CBHW071242240726
48654CB00009B/1177